This book belongs to

. . . .

. . . .

If found, please contact

. . . .

. . . .

Contacts

NAME . . . .
. . . .
ADDRESS . . . .
. . . .
. . . .
E-MAIL . . . .
PHONE . . . .
OTHER . . . .

NAME . . . .
. . . .
ADDRESS . . . .
. . . .
. . . .
E-MAIL . . . .
PHONE . . . .
OTHER . . . .

NAME . . . .
. . . .
ADDRESS . . . .
. . . .
. . . .
E-MAIL . . . .
PHONE . . . .
OTHER . . . .

NAME . . . .
. . . .
ADDRESS . . . .
. . . .
. . . .
E-MAIL . . . .
PHONE . . . .
OTHER . . . .

NAME . . . .
. . . .
ADDRESS . . . .
. . . .
. . . .
E-MAIL . . . .
PHONE . . . .
OTHER . . . .

NAME . . . .
. . . .
ADDRESS . . . .
. . . .
. . . .
E-MAIL . . . .
PHONE . . . .
OTHER . . . .

NAME . . . .

. . . .

ADDRESS . . . .

. . . .

. . . .

E-MAIL . . . .

PHONE . . . .

OTHER . . . .

_____

NAME . . . .

. . . .

ADDRESS . . . .

. . . .

. . . .

E-MAIL . . . .

PHONE . . . .

OTHER . . . .

_____

NAME . . . .

. . . .

ADDRESS . . . .

. . . .

. . . .

E-MAIL . . . .

PHONE . . . .

OTHER . . . .

_____

NAME . . . .
. . . .
ADDRESS . . . .
. . . .
. . . .
E-MAIL . . . .
PHONE . . . .
OTHER . . . .

NAME . . . .
. . . .
ADDRESS . . . .
. . . .
. . . .
E-MAIL . . . .
PHONE . . . .
OTHER . . . .

NAME . . . .
. . . .
ADDRESS . . . .
. . . .
. . . .
E-MAIL . . . .
PHONE . . . .
OTHER . . . .

Made in the USA
Coppell, TX
23 July 2022